Inhalt

Medizintourismus - Ausländische Patienten als lukrative Einnahmequelle

Kernthesen

Beitrag

Fallbeispiele

Zahlen und Fakten

Weiterführende Literatur

Impressum

Medizintourismus - Ausländische Patienten als lukrative Einnahmequelle

Anja Schneider

Kernthesen

- Eine steigende Anzahl an Patienten kommt aus dem Ausland angereist, um sich in deutschen Kliniken behandeln zu lassen.
- Sie bringen dem deutschen Gesundheitssystem inzwischen Einnahmen von rund einer Milliarde Euro.
- Die Marketingmaschinerie ist angelaufen; neben den Kliniken profitieren auch Patientenvermittler, Gesundheitssystem und Tourismus.
- Der Gesundheits- und Medizintourismus

zählt zu den wachstumsstärksten Segmenten im Fremdenverkehrsbereich, insbesondere für die Städte.
- Der Strom medizinischer Touristen fließt auch in die andere Richtung. Jeder Zweite in Deutschland kann sich vorstellen, sich zur medizinischen Behandlung ins Ausland zu begeben.

Beitrag

Medizintouristen lassen sich in Deutschland behandeln

Sie kommen vornehmlich aus den europäischen Nachbarländern, aus Osteuropa, aus den Vereinigten Arabischen Emiraten und auch aus Saudi-Arabien. Ihre beliebtesten Reiseziele liegen in Bayern, Baden-Württemberg und Nordrhein-Westfalen; die Metropolen Hamburg und Berlin werden gerne besucht. Absolute Hochburg ist München. In der Regel bringen sie viel Geld und viel Familie mit. Ihr primäres Reiseziel sind nicht die "Leading Hotels of Germany", sondern die "Leading Hospitals", die Deutschland zu bieten hat. Medizintouristen sind sie und werden als solche umworben, empfangen und exquisit behandelt. Denn während die Deutschen gerne mal über das "marode Gesundheitssystem" herziehen, genießt die deutsche Medizin im Ausland einen hervorragenden Ruf. Sie ist angesehen für ihre hohe Qualität in der medizinischen Versorgung und die ausreichend vorhandenen Kapazitäten in den Gesundheitseinrichtungen. (1)

Nischenmarkt mit guten Wachstumsaussichten

Weltweit ist der Medizintourismus ein boomendes Geschäft. Das Marktpotenzial wird auf rund 40 Milliarden Dollar taxiert. In Deutschland wird die Medizintourismusbranche noch als Nischenmarkt eingestuft. Allerdings gehört der Gesundheits- und Medizintourismus zu den wachstumsstärksten Segmenten im Fremdenverkehrsbereich und bei vielen Kliniken. Von den mehr als 2 000 deutschen Kliniken werben rund zehn Prozent aktiv um Patienten aus dem Ausland. Der Umsatz wird inzwischen auf fast eine Milliarde Euro geschätzt. Die tatsächliche Zahl dürfte allerdings noch deutlich höher liegen, denn erfasst wurden hier bisher nur Patienten, die ihre Rechnung im Ausland erhielten. Vieles wird aber über Verwandte in Deutschland oder über Botschaften abgewickelt. (2), (3)

Marketing für deutsche Kliniken und Kultur

Diesen lukrativen kleinen Markt will sich das vom innerdeutschen Sparzwang gebeutelte Gesundheitssystem natürlich nicht entgehen lassen. Ein international ausgerichtetes Marketing für Kliniken ist angelaufen. Hochglanzbroschüren werden gedruckt, Netzwerke gegründet, Fördergelder locker gemacht und auf Messen die Werbetrommel gerührt. So hatte die Deutsche Zentrale für Tourismus für das Jahr 2011 den Themenschwerpunkt Gesundheit gewählt und im In- und Ausland verstärkt für Deutschland als Gesundheitsstandort geworben. Die deutsche Hauptstadt präsentierte sich im vergangenen April erstmals als Gastgeber für Europas größte und wichtigste Medizintourismus-Konferenz, die "European Medical Travel Conference 2012 (EMTC). Auch im Ausland zeigt die deutsche Medizinelite Präsenz, so beispielsweise auf der Arab Health in Dubai. Eine große Rolle spielt sicher auch die Mund-zu-Mund-Propaganda. (4), (19)

Der Werbeaufwand lohnt sich. Denn der importierte Kranke ist keineswegs ein schlichter Kassenpatient. Der Gast aus Russland oder Arabien ist wohlhabender Privatpatient und Selbstzahler, der lieber mehr Geld für gute Medizin in Deutschland ausgibt, als für die Behandlung in seinem Heimatland nötig wäre. Dafür empfängt ihn ein Chauffeur in Landessprache, eine Klinik mit erstklassigem Hotelkomfort und mehrsprachigem Personal, Chefarztbehandlung und selbstverständlich erfährt er bei Bedarf, in welcher Richtung Mekka liegt. Der ausländische Patient bringt nicht nur den deutschen Kliniken gutes Geld, viele Patienten reisen mit ihrer Familie an. Diese wird natürlich ebenfalls gut untergebracht, gerne im Viele-Sterne-Hotel. Sie gehen in den Shopping Malls zum Einkaufen, sorgen für Umsätze in der Gastronomie und besuchen die touristischen Highlights der Stadt oder Region.

Patientenvermittler gut im Geschäft

Um all das kümmern sich immer häufiger professionelle Patientenvermittlungsagenturen. Sie pflegen die Kontakte ins Ausland, kennen die Diagnose aus dem Arztbrief der Kunden und kümmern sich um alles. Sie empfehlen Kliniken, organisieren Visa und das sonstige Drumherum zu Anreise und Unterbringung. Ein Patientenmanager kümmert sich dann rund um die Uhr um die ausländischen Gäste, begleitet sie auf Wunsch ins Krankenhaus, dolmetscht bei Bedarf, kümmert sich um Medikamente und Nachsorge im Heimatland. In

Hessen betreiben beispielsweise schon rund 25 Vermittlungsfirmen das Anwerben vermögender Patienten, in ganz Deutschland bieten vermutlich mehrere hundert Patientenvermittler ihre Dienste an. Die Branche ist intransparent. Seriöse Patientenvermittler buhlen mit Kliniken und zwielichtigen Ein-Mann-Firmen. Es drängt sich schnell mal der Verdacht auf, dass nicht alles ganz korrekt läuft. Und in der Tat prüft beispielsweise die Staatsanwaltschaft Braunschweig, ob ein Patientenvermittler einem früheren Göttinger Oberarzt Geld bezahlt hat, damit dieser einen von der Agentur vermittelten russischen Patienten bevorzugt transplantiert. (5), (6), (7), (8), (9)

Wirtschaftsfaktor außerhalb des Krankenhauses

Wie hoch der ökonomische Nutzen des Medizintourismus insgesamt monetär ist, ist schwer erfassbar. Die Rechnungshöhe des Krankenhauses samt Chefarzthonorar ist sehr unterschiedlich. Im Durchschnitt liegt sie bei rund 590 Euro, kann aber im Einzelfall auch mal eine fünfstellige Summe erreichen. Die Kliniken können durch die Medizintouristen ihr Krankenhausbudget, das ansonsten durch das staatliche Gesundheitssystem gedeckt ist, gut aufbessern. Zu den reinen Krankenhaus- und

Arztkosten kommen natürlich für die Patienten noch weitere Kosten hinzu, beispielsweise für Flüge, Hotels, Konsum oder auch Patientenvermittler. Vor allem der Patient aus dem arabischen Raum reist gerne mit Familie an. Diese kauft dann ein, besucht die kulturellen Highlights der Stadt und absolviert das Unterhaltungsprogramm. Für die gesamte deutsche Volkswirtschaft ist der Medizintourismus also ein einträgliches Geschäft, auch wenn absolut gesehen der Medizintourismus verglichen mit den Gesamtausgaben im deutschen Gesundheitswesen bisher nur etwa ein Prozent ausmacht. (1)

Keine Chance ohne Risiko

Ein Risiko für die behandelnden Kliniken besteht natürlich darin, dass es auch mal zu Zahlungsausfällen kommt. Viele Kliniken arbeiten mittlerweile nur noch gegen Vorkasse. Ein negativer Nebeneffekt könnte auch sein, dass die zahlungskräftigen ausländischen Patienten bevorzugt behandelt werden, also beispielsweise schneller einen Operationstermin erhalten. - In Israel wird daher bereits eine Quotenregelung diskutiert, um den Medizintourismus in einem gewissen Maß zu halten. (2)

Vice versa - auch der deutsche Patient reist ins Ausland

Der Strom medizinischer Touristen fließt übrigens auch in die andere Richtung. Jeder Zweite in Deutschland kann sich vorstellen, sich zur medizinischen Behandlung ins Ausland zu begeben. Das kam bei einer repräsentativen Bevölkerungsumfrage des Meinungsforschungsinstituts YouGov im Auftrag der Internationalen Hochschule Bad Honnef (IUBH) heraus. Vorstellen können sich die Deutschen neben Kuren und Rehabilitationsmaßnahmen im Ausland, auch Zahnbehandlungen und Augenoperationen. Hauptmotivator ist der im Ausland günstigere Preis der Behandlungen. In Kombination mit einem Urlaub scheint das für viele eine Alternative, die man durchaus in Betracht ziehen kann. Bei den Zielländern für eine medizinische Behandlung führt Westeuropa als beliebteste Region der potenziellen Medizin-Touristen (gut 67 Prozent), gefolgt von Osteuropa (knapp 44 Prozent) und Nordamerika (knapp 37 Prozent). (10)

Fallbeispiele

Nordrhein-Westfalen wirbt ausländische Patienten

Nordrhein-Westfalen wirbt um ausländische Patienten mit einem eigenen Prospekt, in dem sich 25 Kliniken mit ihrem Leistungsspektrum vorstellen, u.a. das Deutsche Herz- und Diabeteszentrum in Bad Oeynhausen, die Universitätskliniken zwischen Bielefeld und Münster, Essen, Düsseldorf, Köln, Bonn und Aachen, das Kinderwunschzentrum Dortmund, das Deutsche Kinderherzzentrum Sankt Augustin, das Interdisziplinäre Wirbelsäulenzentrum Bonn und auch eine Reihe spezialisierter Privatarztzentren und -kliniken. Aktuell am stärksten nachgefragt sind in Nordrhein-Westfalen orthopädische Spezialisten und Onkologen samt Fachleuten für Strahlentherapie. Während der Weltmesse ITB in Berlin stellte Tourismus NRW eigens eine neue Broschüre vor. "Deine Gesundheit in Nordrhein-Westfalen" lautet der Titel. (12)

"Health Region Freiburg"

Freiburg will mit der neuen Initiative "Health Region Freiburg" den Medizintourismus in Freiburg und Umgebung stärken. Die von der Freiburg Wirtschaft, Touristik und Messe (FWTM) angestoßene Initiative wird mit 195 000 Euro aus Mitteln des Europäischen Fonds für regionale Entwicklung (EFRE) für die Dauer von drei Jahren gefördert, der Eigenanteil beläuft sich auf dieselbe Summe. Das Geld bringen die Mitglieder eines in der Gründungsphase befindlichen Vereins auf: Kliniken, Hotels, Thermen, Behörden und andere Dienstleister. Freiburg will sich auf Krebs. Herz-Kreislauf-Erkrankungen, Rehabilitation und Prävention konzentrieren. (15)

Stuttgart und Köln setzen auf Medizintourismus

Köln fördert den Medizintourismus entlang des Rheins Düsseldorf-Köln-Bonn mit knapp 926 000 Euro, die an den Verein Gesundheitsregion Köln Bonn und die Hochschule Bonn/Rhein-Sieg fließen. (13)

Stuttgart konzentriert sich besonders auf arabische Patienten. Sie machen rund 60 Prozent der Medizintouristen aus. (3)

Diverse deutsche Kliniken profitieren bereits von den Medizintouristen

Rund zehn Prozent der Kliniken in Deutschland werben bereits gezielt um internationale Patienten. Alle großen Kliniken verfügen inzwischen über einen speziellen Service für das lukrative ausländische Klientel. (3), (18)

Leipzigs ACQUA Klinik begrüßte allein im Fachbereich HNP innerhalb eines Jahres mehr als einhundert ausländische Patienten aus Ägypten, Saudi-Arabien, Russland, Litauen, Italien und Libanon (mehr als doppelt so als im Vorjahreszeitraum). (11)

Berlins Klinikkette Vivantes setzt seit 2007 auf dieses Pferd. Im vergangenen Jahr haben die 1 415 behandelten ausländischen Patienten (im Vorjahr 1 217) über zehn Millionen Euro in die Klinikkasse gespült. (3)

Die Düsseldorfer Schönheitsklinik S-Thetic Clinic verschönert ihre Patienten, die zunehmend aus dem europäischen Ausland, aus Russland, dem Mittleren Osten und den USA kommen, mit jährlich bis zu 10 000 Eingriffen. (14)

Heilbronns SLK-Kliniken verdanken ihr Renommee auf dem Gebiet der Urologie ihrem Klinikleiter, zu dem Patienten aus aller Welt pilgern. (7)

Knapp drei Prozent des Umsatzes von 575 Millionen Euro kamen im vergangenen Jahr bei der Schön-Klinikgruppe aus dem Ausland. Bekannt wurden die

Schön Kliniken im Ausland vor allem über Mundpropaganda und Internetauftritt. (19)

Griechenland hofft auf Medizintourismus

Griechenland sieht seine Medizininfrastruktur und den Medizintourismus als Rettungsanker und Einnahmequelle. Griechenland will seine Stellung im Bereich klinischer Studien ausbauen und Dialysepatienten oder Allergikern medizinische Versorgung und Urlaub aus einer Hand anbieten. (16)

Auch Israel lockt Patienten

Die Eingriffe in Israel seien genauso gut und günstiger als zu Hause, mit diesen Werbeaussagen werden ausländische Patienten gezielt angelockt, insbesondere aus den USA. Und die Rechnung geht anscheinend auf, denn die israelischen Krankenhäuser spüren einen Anstieg. Zuletzt waren es rund 30 000 ausländische Patienten, sie brachten rund 80 Millionen Euro Umsatz. (2)

Malaysia hat den

Medizintourismus für sich entdeckt

2011 kamen fast 580 000 Patienten aus dem Ausland nach Malaysia, das waren 35 Prozent mehr als im Vorjahr. Rund 117 Millionen Euro brachten sie ein. Behandelt werden sie mit kardiologischen, orthopädischen und onkologischen Maßnahmen. Sie kommen wegen künstlicher Befruchtung und neuerdings auch wegen kosmetischen und zahnärztlichen Behandlungen. Der Fokus liegt auf der Region Asien-Pazifik. Die Patienten kommen vorwiegend aus dem benachbarten Indonesien. Als Zielgruppe wirbt Malaysia auch um Patienten aus China, Japan und Indien. (17)

Zahlen & Fakten

Medizintouristen sind noch ein Nischenmarkt in Deutschland, der durchschnittliche Anteil von Patienten aus dem Ausland liegt bei 0,4 Prozent. Doch der deutsche Markt wächst stetig. Spitzenreiter der Medizintourismusregionen sind die drei Bundesländer Bayern, Nordrhein-Westfalen und Baden-Württemberg. Neben Europa stammen die meisten Patienten aus Russland, Amerika und den

Vereinigten Arabischen Emiraten. 2010 kamen rund 77 000 ausländische Patienten aus 178 Ländern zur stationären Behandlung in ein deutsches Krankenhaus, 115 000 ließen sich ambulant behandeln. Die deutschen Kliniken machten 2010 mit den ausländischen Patienten einen Umsatz von rund 930 Millionen Euro. Die Wachstumsrate lag bei 9,2 Prozent. Inzwischen wird der Umsatz auf fast eine Milliarde Euro geschätzt. Patienten aus dem Ausland zahlen darüber hinaus jedes Jahr rund 850 Millionen Euro für Schönheitsoperationen in Deutschland. [3], [12], [13], [14], [18]

Eine Studie untersuchte über 8 500 medizinische und außermedizinische Rechnungen von knapp 700 medizinischen Fällen ausländischer Patienten zwischen Ende 2004 und Anfang 2012. Sie brachte unter anderem folgende Ergebnisse: Rund neun Prozent aller stationären Auslandspatienten stammen aus dem GUS-Raum, vor allem aus Russland und hier in erster Linie aus Moskau. Die meisten Patienten wurden in privaten Kliniken (35,8 Prozent) und Universitätskliniken (32,5 Prozent) behandelt. Sie bleiben rund 11,5 Tage auf Station und damit länger als der deutsche Patient (im Durchschnitt 7,9 Tage). Dies ist darauf zurückzuführen, dass die Mehrheit der ausländischen Patienten zur Behandlung sehr ernsthafter Erkrankungen nach Deutschland reist, bei denen ihnen im Heimatland nicht ausreichend geholfen werden kann. (1)

Weiterführende Literatur

(1) Analyse der Behandlung ausländischer Patienten in deutschen Gesundheitseinrichtungen
aus das Krankenhaus Heft 05/2012 S. 493 - 496

(2) Patienten erster Klasse
aus Jüdische Allgemeine Nr. 30 vom 26.07.2012 Seite 5

(3) Kranke Araber lassen sich gern in Stuttgart heilen
aus Frankfurter Allgemeine Zeitung, 23.07.2012, Nr. 169, S. 14

(4) Die Branchen-Elite des Medizin-Tourismus
aus "medianet" Nr. 1551/2012 vom 27.04.2012 Seite: 54

(5) Deutsche Kliniken buhlen um reiche Scheichs
aus Welt online vom 01.01.2012

(6) Aus Moskau zum Arzt in Wiesbaden
aus Frankfurter Allgemeine Zeitung, 16.09.2011, Nr. 216, S. 58

(7) Reiche Scheichs sind die Ausnahme. Südwesten Markt für Medizintourismus wächst - Klinikum Stuttgart in der Spitzengruppe

aus Frankfurter Allgemeine Zeitung, 16.09.2011, Nr. 216, S. 58

(8) Wo sind die kranken Scheichs? In Hessen betreiben zwei Dutzend Vermittlungsfirmen das Anwerben vermögender Patienten
aus Nassauische Neue Presse vom 29.12.2011, Seite 1

(9) Patientenvermittler im Zwielicht
Staatsanwaltschaft ermittelt gegen eine Agentur in NRW wegen des Verdachts der Bestechung
aus Berliner Zeitung, Ausgabe 192 vom 17.08.2012, S. 6

(10) Medizintourismus im Aufwind
aus Ärzte Zeitung Nr. 86 vom 11.05.2012, Seite 18

(11) Medizintourismus nach Leipzig zieht an
aus Ärzte Zeitung Nr. 134 vom 23.07.2012, Seite 11

(12) Im Trend: An den Rhein - der Heilung wegen
aus DIE WELT, 28.06.2012, Nr. 149, S. WR4

(13) Ausländische Patienten ansprechen
aus Kölnische Rundschau, 07.08.2012

(14) "Immer das, was man nicht hat" SCHÖNHEIT
Der Arzt Afschin Fatemi über millionenschweren Medizintourismus nach Deutschland, globalisierte Schönheitsideale - und Bäuche, Tränensäcke und Brüste
aus taz, 25.06.2012, S. 06

(15) Gesundheitstourismus wird gefördert - Neue

Clusterinitiative "Health Region Freiburg" / Werben um russische und arabische Patienten
aus Badische Zeitung vom 25.05.2012, Seite 7

(16) EU-Finanzkrise und die Folgen: Am Ende bezahlen die Kranken
aus Deutsches Ärzteblatt 41/109 vom 12.10.12 Seite 2013

(17) Malaysias Westen forciert Medizintourismus
aus Ärzte Zeitung Nr. 165 vom 18.09.2012, Seite 20

(18) Araber lassen sich in Deutschland heilen
aus Handelsblatt Nr. 051 vom 12.03.2012 Seite 24

(19) "Wir achten fanatisch auf Qualität"
aus Frankfurter Allgemeine Zeitung, 30.07.2012, Nr. 175, S. 14

Impressum

Medizintourismus - Ausländische Patienten als lukrative Einnahmequelle

Bibliografische Information der deutschen Nationalbibliothek

Die Deutsche Nationalbibliothek verzeichnet diese Publikation in der deutschen Nationalbibliografie; detaillierte bibliografische Daten sind im Internet über http://dnb.d-nb.de abrufbar.

ISBN: 978-3-7379-2779-6

© 2015 GBI-Genios Deutsche Wirtschaftsdatenbank GmbH, Freischützstraße 96, 81927 München, www.genios.de

Alle Rechte vorbehalten. Dieses Werk ist einschließlich aller seiner Teile – z.B. Texte, Tabellen und Grafiken - urheberrechtlich geschützt. Jede Verwertung außerhalb der Grenzen des Urheberrechtsgesetzes bedarf der vorherigen Zustimmung des Verlags. Dies gilt insbesondere auch für auszugsweise Nachdrucke, fotomechanische

Vervielfältigungen (Fotokopie/Mikroskopie), Übersetzungen, Auswertungen durch Datenbanken oder ähnliche Einrichtungen und die Einspeicherung und Verarbeitung in elektronischen Systemen.